Andral fils

CONSIDÉRATIONS

SUR L'INFLAMMATION,

COMMUNIQUÉES AU CERCLE MÉDICAL,

Par M. le Docteur Andral *fils*, *Membre correspondant.*

Lorsqu'on pique avec la pointe d'un scalpel le mésentère d'une grenouille, ou la queue d'un têtard, et qu'on observe ces parties au microscope, on voit bientôt le sang fluer de toutes parts vers le point irrité : *ubi dolor, ibi fluxus*. Si l'iritation a été légère, le sang ne tarde pas à reprendre sa route ordinaire, et l'engorgement disparaît; si elle a été plus considérable, l'engorgement sanguin persiste pendant un temps plus ou moins long; la partie qui en est le siége se tuméfie, devient rouge, douloureuse, et sa température s'élève : on dit alors qu'elle est enflammée. Chacun de ces symptômes isolés ne suffit pas pour caractériser l'inflammation; la rougeur seule, par exemple, ne la constitue pas : chacun d'eux peut prédominer, selon la nature de l'inflammation, son intensité et sa durée, et selon le tissu qu'elle affecte.

L'afflux du sang dans une partie n'est donc pas, comme le pensait Boerrhaave, la cause de l'inflammation; il n'en est que l'effet. Il est des cas où il semble, en quelque sorte, que le sang a abandonné tous les organes, pour s'accumuler sur celui dont l'inflammation s'est emparé. Une prostration apparente peut résulter de cette inégale répartition des forces concentrées sur une seule partie; trop souvent alors on a vainement recours à d'abondantes saignées : elles dégorgent bien momentanément l'organe enflammé; mais ne pouvant empêcher un nouvel afflux de sang, elles sont impuissantes pour rétablir l'équilibre. La mort survient-elle? le sang, retenu et accumulé dans un point de l'économie par l'action vitale, l'abandonne souvent au moment où cette action cesse. Ainsi, il n'est pas rare de ne trouver après la mort aucune trace d'un érysipèle qui n'avait point encore désorganisé les tissus. Il n'est pas rare non plus de voir également rendus après la mort, à leur couleur naturelle, le voile du palais et le pharynx qui, attaqués d'une angine violente, avaient offert, pendant la vie, une couleur rouge très-prononcée.

Les causes sous l'influence desquelles se développe l'inflammation, ont été depuis long-temps divisées en externes et en internes. Les premières sont bien connues. Les unes agissent en divisant mécaniquement les tissus : tels sont les différens corps vulnérans; ils produisent des effets infiniment variés, selon la texture de la partie blessée. Ainsi, la pointe d'une aiguille pourra impunément traverser la peau du bras ou de l'avant-bras, tandis que, légèrement enfoncée dans la pulpe de l'un des doigts, elle y deviendra la cause des accidens les plus graves. Ces effets ne varient pas moins selon la disposition particulière où se trouve le malade : c'est en vertu de cette disposition, que la blessure la plus légère en apparence devient quelquefois mortelle, soit par l'inflammation locale, très-intense, qui s'en empare, soit par les accidens généraux qui surviennent; le tétanos, par exemple. Enfin, il est un certain nombre de corps naturels, dont l'action vulnérante, peu redoutable en apparence, détermine constamment sur les tissus un mode d'inflammation spéciale : tel est le dard des hyménoptères, dangereux par le liquide âcre qui pénètre avec lui sous la peau; tels sont encore les nombreux piquans dont est pourvue *l'urtica urens*. Desséchée, cette plante peut être impunément maniée; le liquide qui s'écoulait de ses nombreux aiguillons s'est alors évaporé, et c'est ce liquide qui, appliqué sur la peau, causait l'espèce particulière d'inflammation que produit la piqûre de l'ortie.

Une grande classe de poisons, tels que les acides minéraux et végétaux concentrés, les alcalis, beaucoup de substances salines, ne produisent la mort qu'en déterminant une violente inflammation sur les tissus avec lesquels on les met en contact. Remarquons ici que plusieurs substances irritantes cessent de l'être, lorsque l'organe sur lequel elles sont habituellement appliquées, s'est peu à peu accoutumé à leur action; elles peuvent même, si on en abuse, agir enfin comme de véritables débilitans, et produire l'insensibilité : telles sont les diverses préparations alcooliques.

Le calorique est encore une cause fréquente d'inflammation, soit par son accumulation excessive sur un organe, soit par sa soustraction subite.

D'autres fois, l'inflammation se déclare dans un tissu, sans qu'on puisse en assigner la cause précise. On la regarde alors comme due à une cause interne; mais celle-ci nous est le plus souvent inconnue. C'est pour l'expliquer, que, depuis Hippocrate jusqu'à nos jours, ont été émises les idées les plus bizarres. Quel rôle surtout n'a-t-on pas fait jouer à la dépravation des humeurs, dont l'afflux sur une partie quelconque y faisait naître l'inflammation? Pour l'éteindre, on pensait qu'il fallait, avant tout, détourner l'humeur, en l'appelant sur le canal intestinal, d'où elle s'écoulait au dehors: de là, l'emploi constant, dans toutes les maladies, des purgatifs et des vomitifs. Cette pratique fut celle de Stoll; mais n'est-elle pas aussi contraire aux lois d'une saine médecine, que celle qui consiste à traiter toute espèce de maladie par la diète et la saignée? Combien deviendraient faciles et l'étude et la pratique de la médecine, si, comme le prétendent tous les faiseurs de systèmes, on pouvait parvenir à résoudre par l'application d'un même principe, les problêmes infiniment variés qu'elle présente! Ainsi ne l'a pas voulu la nature, dont Hippocrate était l'interprète fidèle, lorsqu'il disait : *Ars medica non semper idem facit.* (De locis in homine, cap. 15.)

Une fois que l'inflammation s'est développée en un point de l'économie, elle peut se propager à d'autres parties, de trois manières : par continuité de tissu, par simple contiguité, par sympathie. Donnous quelques exemples de chacun de ces trois modes.

On voit l'inflammation se propager par continuité de tissu dans un érysipèle intense qui, de la face, s'étend successivement au cou et au reste du tronc; nous en trouvons encore un exemple dans la plupart des phlegmasies de la plèvre et du péritoine, qui, circonscrites d'abord en un point où la douleur les annonce, s'étendent bientôt à toute la membrane. Plus rarement elles n'en occupent qu'une portion pendant toute leur durée; de là, les poches purulentes que présentent quelquefois, après la mort, les membranes séreuses du bas-ventre et de la poitrine, très-saines dans le reste de leur étendue. Les membranes muqueuses nous offrent plus fréquemment que les séreuses, des exemples de ces plegmasies partielles. Quel anatomiste n'a pas observé la rougeur intense de la muqueuse gastrique se terminer brusquement, d'une part, au cardia, et de l'autre au pylore? Nous avons vu quelquefois, surtout chez les enfans, le pharynx et l'estomac très-rouges, tandis que l'œsophage intermédiaire à ces deux parties avait conservé sa couleur naturelle. Dans d'autres cas, la portion pylorique du ventricule est fortement enflammée : sa portion splénique est saine : on voit de même très-souvent la rougeur de l'une des faces de la valvule iléo-cœcale contraster d'une manière frappante avec la parfaite blancheur de son autre face. Dans le catarrhe pulmonaire, on trouve tantôt la muqueuse bronchique enflammée dans toute l'étendue de l'un des poumons; tantôt cette même muqueuse n'est rouge, épaissie, et recouverte de mucus, que dans les bronches d'un seul lobe.

L'inflammation, avons-nous dit, peut encore se propager par contiguité de tissu, ou, en d'autres termes, par simple contact. C'est ainsi que l'inflammation du tissu cellulaire sous-cutané se communique facilement à la peau qui le recouvre, et réciproquement; au contraire, l'inflammation de la muqueuse intestinale envahit rarement les tuniques subjacentes. Séparez l'une de l'autre les diverses membranes de l'estomac ou des intestins, dans le cas de la gastrite, ou de l'entérite aiguë la plus intense, vous vous convaincrez de la vérité de ce fait. Si la muqueuse est ulcérée, le fond de l'ulcération est formé par la membrane lamineuse, qui, dans ce cas, est elle-même altérée. D'autres fois, cette dernière membrane est aussi détruite, et le fond de l'ulcère est formé par la tunique musculaire, qui tantôt a conservé son aspect naturel, et tantôt est devenue comme squirreuse; plus rarement, on ne trouve plus au fond de l'ulcération que la tunique péritonéale, mince et transparente, comme dans son état ordinaire : elle s'altère à son tour, devient fragile, se déchire, et la perforation de l'intestin en est le déplorable résultat.

Enfin, l'inflammation née dans un organe, peut se développer, par sympathie, dans un autre organe qui ne lui est uni par aucun lien matériel. Elle peut se manifester de cette manière, soit dans les endroits différens d'un même tissu : c'est ainsi que l'inflammation de la face supérieure de la langue, annoncée par sa rougeur ardente, sa sécheresse, et la tuméfaction de ses papilles, se développe sympathiquement toutes les fois que la muqueuse gastrique est elle-même enflammée; soit dans des tissus entièrement dissemblables : les exemples pourraient en être multipliés à l'infini. Une des sympathies de cette dernière espèce, la plus importante à connaître, est celle qui lie l'estomac et le cerveau. Deux célèbres observateurs, *Stoll et* M. Broussais, ont particulièrement insisté sur les liens sympathiques qui unissent ces deux organes; mais, bien qu'ayant vu le même fait, ils arrivent à des conclusions diamétralement opposées. Toutes les fois que l'estomac étant primitivement malade, il survient des signes d'affection cérébrale, tels que délire, convulsions, etc., Stoll administre un vomitif, persuadé que ces symptômes dépendent de l'amas des saburres dans l'estomac. M. Broussais applique des sangsues à l'épigastre : tous deux vantent également les succès de leur pratique.

L'étroite sympathie qui unit l'un à l'autre le système dermoïde et le système muqueux, est connue de tous les praticiens. De cette sympathie, par exemple, semble dépendre l'irritation subite qu'éprouve une dartre, lorsque des liqueurs alcooliques ou des mets fortement épicés, ont été introduits dans l'estomac. Dans ces derniers temps, M. Broussais a établi en principe général que la variole confluente est toujours unie à une gastro-entérite (1). Nous avons vu ouvrir les cadavres de plusieurs enfans chez lesquels, en effet, ces deux maladies existaient à la fois; mais chez d'autres enfans, morts, comme les précédens, à l'époque de la suppuration d'une variole confluente, nous avons ouvert le tube digestif dans toute son étendue, et il ne nous a présenté aucune altération : d'où nous devons conclure que la variole confluente n'est pas plus nécessairement compliquée d'une gastro-entérite, que d'une pleurésie ou d'une péripneumonie.

La cause des sympathies nous est, d'ailleurs, totalement inconnue; on ne peut les expliquer par les anastomoses nerveuses, car les véritables anas-

(1) M. Broussais va plus loin; il prétend que la gastro-entérite préexiste aux diverses éruptions cutanées.

(*Note des Rédacteurs.*)

tomoses des nerfs sont assez rares, et, le plus souvent, les filets nerveux se juxta-posent sans se confondre. Il n'est plus permis, dans l'état actuel de la science, de supposer, pour s'en rendre compte, des atmosphères nerveuses étendant plus ou moins loin leur influence, et dont les physiologistes savaient à merveille, selon le besoin, restreindre ou étendre indéfiniment les limites.

Nous venons de passer en revue plusieurs des causes sous l'influence desquelles l'inflammation peut se développer; nous l'avons suivie dans ses divers modes de propagation d'une partie à une autre : nous allons maintenant présenter quelques considérations, soit sur les symptômes qui l'annoncent, soit sur les différentes lésions qu'elle imprime aux tissus dont elle s'empare, soit enfin sur ses terminaisons variées.

Tout tissu enflammé est rouge, chaud, tuméfié, douloureux.

La douleur, qui devient souvent un signe très-précieux pour déterminer le siége d'une inflammation interne, d'une pleurésie ou d'une péritonite, par exemple, varie beaucoup selon les parties. On peut établir même, en principe général, que chaque tissu, que chaque organe a son mode particulier de douleur. Plusieurs organes, insensibles dans l'état sain, deviennent extrêmement douloureux dès qu'ils sont enflammés. Combien ne sont pas communs les exemples de cette sensibilité morbide! Le tissu osseux, que, dans l'état sain, l'instrument tranchant peut impunément diviser, devient le siége des douleurs les plus aiguës dans l'exostose, dans la nécrose non encore formée, dans la carie, dans l'ostéo-sarcôme; sa membrane médullaire acquiert une sensibilité exquise dans le spina ventosa : il en est de même de sa membrane fibreuse extérieure dans les différentes espèces de périostoses. Qui ne sait combien sont douloureuses les inflammations des membranes séreuses et synoviales? La cornée transparente, peu sensible dans l'état ordinaire, devient quelquefois le siége d'ulcères qui causent les plus vives douleurs, et un sentiment de chaleur brûlante.

Plusieurs parties sont habituellement en contact avec telle ou telle substance, sans que nous en ayons la moindre conscience. S'enflamment-elles? ce contact devient douloureux. Ainsi, l'air et la lumière deviennent des causes de douleur pour la conjonctive enflammée. Le passage de l'urine est très-pénible pour la muqueuse urétrale atteinte de phlegmasie. L'estomac, affecté de gastrite, ne peut souvent supporter sans de vives souffrances la présence des alimens les plus doux.

Dans la plupart des cas où une partie ordinairement peu sensible acquiert un plus grand degré de sensibilité, on sait que cette partie reçoit alors une plus grande quantité de sang : cependant ne croyons pas que le développement de la sensibilité, dans un organe, dépende uniquement de cette condition. En effet, dans le cas de gangrène sèche, les malades disent éprouver tour à tour dans la partie gangrénée un froid très-douloureux, et un sentiment de chaleur brûlante (*Boyer*). Il y a ici augmentation, ou, si l'on veut, aberration de sensibilité, sans qu'il y ait abord plus considérable de sang. L'inspection anatomique a également prouvé que le canal intestinal, siége des plus vives douleurs dans la colique de plomb, ne présente cependant, dans cette maladie, aucune trace d'inflammation.

L'intensité de la douleur est une circonstance très-importante à considérer dans toute espèce de phlegmasie. Il est des inflammations dans lesquelles les malades succombent véritablement à l'excès de la douleur; il en est ainsi dans plusieurs péritonites sur-aiguës. La source de la sensibilité peut s'épuiser, comme celle du sang. Dans les opérations chirurgicales, la trop grande dépense de l'une peut être aussi funeste que la trop grande dépense de l'autre. Les chirurgiens donnent-ils une attention assez grande à cette considération? Une opération qui n'attaque aucun organe important, qui ne donne lieu à aucune hémorragie, ne peut-elle pas devenir dangereuse par les longues et vives douleurs auxquelles elle soumet le malade?

L'augmentation de la chaleur dans l'inflammation, a donné lieu à d'assez vives discussions entre les physiologistes. L'on conçoit que si cet accroissement de chaleur n'était ressenti que par le malade, on pourrait en trouver la cause de l'exaltation de sensibilité de la partie. Mais l'élévation de température n'est pas moins appréciable pour le médecin que pour le malade ; et cependant on a prétendu qu'elle n'était nullement sensible au thermomètre. Avant de chercher à expliquer ce fait singulier, il serait d'abord nécessaire d'en constater la réalité. Or, Jean Hunter, dans ses nombreuses expériences sur ce sujet, a vu constamment le thermomètre, appliqué sur une partie enflammée, marquer une température plus élevée que lorsqu'il avait été appliqué sur cette même partie avant qu'elle fût enflammée. Il a aussi constaté qu'une phlegmasie locale ne peut augmenter la chaleur locale au-delà de la chaleur naturelle de l'animal, et que, lorsque la phlegmasie a lieu dans les parties dont la chaleur est ordinairement inférieure à celle de la source de la circulation, elle ne la fait pas monter jusqu'à ce dernier point. (*Treatise on inflammation and the blood by John Hunter.*)

Dans certaines parties enflammées, des battemens très-évidens se manifestent là où ils n'existaient pas dans l'état sain. Nous ne parlons pas des battemens dont le malade seul peut avoir la conscience : ce phénomène, comme le précédent, s'explique fort bien par l'augmentation de sensibilité de la partie ; nous voulons parler des battemens que sent également le médecin. Ils ne sont dus, ni à une contraction propre des artères, ni à un mouvement particulier du sang, comme l'avaient supposé quelques physiologistes; ils sont isochrones aux battemens ordinaires du pouls, et, par conséquent, ils dépendent, comme ceux-ci, de l'action du cœur. On ne les sent pas dans l'état habituel de santé, parce qu'à mesure que l'impulsion, communiquée au sang par le cœur, se divise sur un plus grand nombre de vaisseaux, elle va nécessairement en s'affaiblissant, et n'est plus assez forte, dans les petites artères, pour produire le phénomène du pouls; mais dans l'état inflammatoire, plus de sang afflue vers une partie dans un temps donné; la colonne de sang, devenue plus considérable, doit distendre davantage les tubes artériels, heurter avec plus de force contre leurs parois, et de cette manière peut se produire le phénomène du pouls dans des vaisseaux d'un petit calibre, tels que les artères collatérales des doigts.

La rougeur des parties enflammées se présente sous une foule d'aspects différens. C'est surtout dans les membranes muqueuses qu'on trouve les plus grandes variétés sous ce rapport. Tantôt elles sont comme piquetées par une infinité de petits points rouges plus ou moins rapprochés les uns des autres. Dans leur intervalle, la membrane conserve sa blancheur. Si l'on examine avec soin ces points rouges, on voit qu'ils sont formés par les ramifications très-fines, et presque capillaires, des vaisseaux qui rampent dans le tissu lamineux subjacent. Tantôt ces mêmes membranes sont parcourues par une infinité de vaisseaux remplis de sang, qui, par leurs anastomoses multipliées, forment de véritables arborisations. D'autres fois elles sont uniformément rouges dans une étendue plus ou moins considérable. Détachées alors des tissus subjacens, et placées entre l'œil et le jour, elles sont complétement opaques. D'autres fois enfin, le long des vaisseaux qui sont eux-mêmes fortement injectés, existent de petites taches d'un rouge vermeil ou brunâtre. Si on les examine à la loupe, on reconnaît qu'elles sont formées par du sang épanché.

La rougeur des membranes muqueuses, dont nous venons d'indiquer les principales nuances, est loin d'être suffisante pour annoncer d'une manière certaine leur inflammation. Il faut, avant d'affirmer qu'elle existe, avoir égard au genre de mort auquel a succombé le malade. Toutes les fois que, dans les derniers temps de la vie, la respiration a été considérablement gênée; toutes les fois, en un mot, que le malade est mort asphyxié, on trouve les diverses membranes muqueuses, et spécialement la muqueuse digestive, parsemées de nombreuses taches d'un rouge brunâtre. Cette circonstance dépend évidemment de la stase du sang veineux dans ces membranes. Certes, dans ce cas, il n'y a point inflammation de la muqueuse, bien qu'elle soit rouge, à moins qu'on ne dise que la couleur violette de la face, chez les asthmatiques, constitue un érysipèle.

Souvent aussi la couleur rouge de la surface interne du tube digestif ne réside pas dans la muqueuse. Il nous est souvent arrivé d'en détacher des portions considérables, qui semblaient être vivement enflammées : cependant il n'en était rien; elles avaient conservé leur blancheur et leur transparence naturelle; et la rougeur qui paraissait leur appartenir, dépendait uniquement de l'injection considérable du tissu lamineux subjacent.

La tuméfaction des parties enflammées est, dans certains cas, presque nulle; dans d'autres, elle est énorme. Qui n'a vu le volume, souvent prodigieux, que l'inflammation peut faire acquérir aux ganglions lymphatiques, aux testicules, aux parotides, à la conjonctive, dans le degré de l'ophtalmie, connu sous le nom de chémosis? Qui n'a vu à quel point se tuméfient quelquefois les environs d'une articulation dont les ligamens ont été trop violemment distendus, une partie quelconque devenue le siége d'un érysipèle phlegmoneux un peu intense? Si l'on a occasion de disséquer un tissu ainsi tuméfié, lorsqu'il est encore dur, on trouve les petits vaisseaux qui s'y rendent des parties voisines, plus volumineux et plus apparens qu'à l'ordinaire; ce qui dépend de la plus grande quantité de sang qui les remplit. La partie enflammée elle-même est véritablement gorgée, soit d'un sang pur contenu dans ses vaisseaux, ou épanché dans leurs intervalles, soit d'un liquide séro-sanguinolent, qui infiltre les mailles du tissu cellulaire.

L'altération de structure est une suite nécessaire des modifications que doit faire éprouver à la nutrition de l'organe enflammé l'afflux plus considérable du sang. Chaque tissu subit, du reste, une modification plus ou moins grande. Le tissu cellulaire, par exemple, devient d'une fragilité extrême: de là, la facilité avec laquelle la muqueuse intestinale se sépare de la membrane lamineuse qui lui est subjacente, lorsque la phlegmasie de la première s'est transmise à la seconde; de là encore l'impossibilité d'appliquer des ligatures à une artère dont la tunique celluleuse est enflammée. Mais lorsque le tissu cellulaire est le siége d'une inflammation déjà ancienne, il acquiert souvent une grande épaisseur. On peut s'en convaincre, en examinant le tissu cellulaire des parties qui entourent un vieil ulcère; une tumeur blanche d'une articulation, ou d'anciens trajets fistuleux; la tunique celluleuse des artères qui traversent un vaste foyer de suppuration; enfin, dans les cas de gastrite et d'entérite chroniques, le tissu cellulaire qui unit la membrane muqueuse des intestins à leur membrane musculaire, et quelquefois même celui qui unit cette dernière à la membrane péritonéale. A peine visible dans l'état ordinaire, chacune de ces couches acquiert quelquefois une épaisseur égale à celle de la paroi entière de l'intestin.

Les membranes muqueuses s'épaississent et se ramollissent. Il suffit souvent du plus léger grattage avec le scalpel ou avec le doigt, pour les réduire en une sorte de bouillie ou de pulpe rougeâtre.

Les membranes séreuses ne deviennent ni plus

épaisses ni plus minces. Dans plusieurs cas seulement, elles paraissent, comme le tissu cellulaire, avec lequel elles ont d'ailleurs tant d'analogie, acquérir un grand degré de fragilité. On a cru long-temps que les séreuses enflammées étaient susceptibles de s'épaissir ; mais un examen plus attentif a fait voir que ce prétendu épaississement dépendait, soit des fausses membranes sécrétées à leur face interne, soit de l'épaississement même du tissu cellulaire qui est en rapport avec leur face externe.

Le tissu fibreux devient également plus épais et plus mou, ainsi qu'on peut l'observer dans le périoste que baigne depuis long-temps une grande quantité de pus.

Puisque l'inflammation modifie constamment la structure des parties dont elle s'empare, il s'ensuit qu'elle doit favoriser le développement des diverses dégénérations organiques, en d'autres termes, des tissus accidentels, tels que squirre, tubercules, mélanoses, etc., dont la naissance et l'accroissement, au milieu des tissus sains, s'explique naturellement par un vice dans la nutrition de ces derniers. L'inflammation en est donc une des causes. C'est ce qu'avaient parfaitement reconnu les anciens, lorsqu'ils regardaient, par exemple, la production des tubercules dans le poumon, comme due quelquefois à une péripneumonie. Mais vouloir, comme l'a fait dans ces derniers temps M. Broussais, que l'inflammation soit la cause unique et nécessaire de la production de ces divers tissus accidentels, c'est, ce nous semble, se mettre en opposition formelle avec ce que nous apprend l'observation journalière des maladies. L'inflammation précède-t-elle l'incrustation des parois artérielles par le phosphate calcaire? Produit-elle la transformation en tissu osseux, des cartilages du larynx et des côtes? Opère-t-elle la dégénération d'un muscle entier en tissu fibreux, comme on en cite quelques exemples? Nous l'avons nous-mêmes observée une fois sur le muscle sterno-mastoïdien. Ces phénomènes sont un résultat du dérangement de la nutrition dans la partie qui en est le siége. Or, le développement des tissus accidentels est un phénomène du même ordre que ceux-là.

Non-content d'affirmer qu'aucune dégénération organique ne peut naître sans inflammation préalable, M. Broussais va plus loin; il prétend spécifier l'espèce de tissu qui en est le siége : selon lui, la production de la matière tuberculeuse est due à l'inflammation chronique des capillaires lymphatiques, tandis que la dégénérescence lardacée dépend de l'irritation spéciale du tissu cellulaire. Ce n'est certainement pas le scalpel à la main que M. Broussais s'est assuré de la vérité de ce qu'il avance; ce n'est qu'une pure hypothèse anatomique, et ce n'est pas dans notre siècle qu'elle aurait dû être si affirmativement émise par son auteur, et si légèrement adoptée par de nombreux disciples.

L'ulcération des tissus peut être regardée comme

un autre genre d'altération spéciale que détermine en eux l'inflammation. Hunter et d'autres auteurs l'ont désignée, dans ce cas, sous le nom d'inflammation ulcérative.

Quel est le mécanisme suivant lequel s'opère l'ulcération ? Pour l'expliquer, beaucoup d'hypothèses ont été établies tour à tour, toutes en harmonie avec les idées physiologiques ou chimiques de l'époque à laquelle leurs auteurs les ont émises. C'est ainsi que les médecins des deux derniers siècles croyaient se rendre raison de la manière dont les ulcères se forment, se développent et s'étendent, en supposant une altération particulière des humeurs, qui, transformées en poisons, agissaient sur les divers solides, soit à la manière des substances vénéneuses les plus âcres et les plus caustiques, soit à la manière des narcotiques les plus puissans. Ils allaient jusqu'à supposer dans les fluides le développement spontané des différens sels métalliques, tels que ceux de mercure, d'arsenic, etc. C'est à cette époque que W. Hunter crut pouvoir expliquer les perforations de l'estomac, en admettant que le suc gastrique, soit pendant la vie, soit après la mort, était susceptible d'acquérir des qualités assez âcres pour corroder, ulcérer et détruire les tissus avec lesquels il était en contact. C'est à une action toute particulière des solides que d'autres ont cru pouvoir attribuer les ulcérations qu'ils observaient dans les diverses parties du corps humain. On lit dans Cruikshank (*Anat. des vaiss. absorb.*), que ces lésions dépendent d'un excès d'activité des vaisseaux absorbans qui prennent les solides par une espèce d'action contraire à celle des artères qui les forment. Il suppose que ces vaisseaux peuvent avoir une force pareille à celle d'une chenille qui ronge les feuilles d'un arbre; et il croit que les absorbans, comme la chenille, s'alongent ou se raccourcissent d'eux-mêmes, selon que l'objet qu'ils doivent prendre, s'approche ou s'éloigne. Devrait-il être jamais permis, dans les sciences, d'avancer une opinion, sans l'étayer du fait qui la prouve? Que dirait-on d'un physicien ou d'un chimiste qui remplacerait des faits par des croyances? Pourquoi est-on plus indulgent envers les physiologistes? Croit-on leurs hypothèses plus raisonnables, ou leurs erreurs moins dangereuses?

Puisque l'inflammation n'est autre chose, comme dit Hunter, qu'une augmentation d'action de la puissance vitale, que chaque partie possède naturellement, il s'ensuit que l'inflammation, dans chaque partie, doit revêtir une forme particulière. Pour démontrer cette importante vérité, il faudrait pouvoir passer en revue les différentes phlegmasies, et montrer qu'à chaque tissu est inhérente une espèce particulière d'inflammation. Nous verrions le phlegmon proprement dit se développer dans toutes les parties du corps, parce que le phlegmon est l'inflammation du tissu cellulaire, et que le tissu cellulaire existe partout; nous verrions une classe nombreuse de phlegmasies être le partage unique du système cutané, chacune d'elles affecter une marche propre, et exercer une influence spéciale, soit sur la structure, soit sur les fonctions de ce système : les unes abolir le sens du tact, dont il est l'organe le plus parfait; les autres, mettre un obstacle à l'exhalation salutaire dont il est le siége habituel. Nous verrions toutefois quelques-unes de ces phlegmasies attaquer également les membranes muqueuses, et devenir ainsi une nouvelle preuve de l'analogie qui existe entre la peau extérieure et la peau intérieure. Souvent, en effet, les boutons varioliques, en même temps qu'ils couvrent la peau, se développent sur plusieurs portions de la muqueuse digestive, aux lèvres, à la langue, à la face interne des joues; quelques auteurs disent même les avoir observés dans la portion sous-diaphragmatique du canal intestinal. Nous établirions encore les caractères remarquables qui distinguent la phlegmasie d'une membrane séreuse, de celle d'une membrane muqueuse; et il nous serait facile de rattacher la diversité de ces caractères aux différences de structure et de fonctions de ces deux tissus. Nous aurions à considérer comment chaque organe parenchymateux a son mode propre d'inflammation, qui s'annonce par un ordre déterminé de symptômes. Nous aurions à suivre la marche lente de l'inflammation dans les divers tissus blancs, tels que les aponévroses, les tendons, les os, enfin, qui présentent eux-mêmes trois espèces de phlegmasies différentes, selon que l'inflammation s'est emparée du périoste, de la membrane médullaire, ou du tissu même de l'os. Enfin, comme toute inflammation suppose l'exaltation de la vie dans la partie qui en est le siége, nous trouverions que là où il n'y a point de vie, l'inflammation ne saurait se développer. Ainsi, l'épiderme, les ongles, les poils, les cheveux, ne s'enflamment jamais; les fausses membranes, au contraire, une fois organisées, sont susceptibles de s'enflammer, et de sécréter à leur tour de nouvelles concrétions membraniformes.

Il est généralement établi que la fréquence et l'intensité de l'inflammation dans une partie, sont en rapport avec l'énergie des propriétés vitales de cette dernière. De là, les différences que présentent les phlegmasies, relativement à leur siége, selon les âges, les constitutions individuelles, les saisons et les climats. Les phlegmasies de la peau, des ganglions lympathiques, des membranes muqueuses, sont surtout communes dans l'enfance. Les inflammations du poumon deviennent plus fréquentes à l'époque de la puberté, surtout chez les jeunes garçons. C'est à une époque plus avancée de la vie que commencent ordinairement à se développer les phlegmasies de la plupart des organes contenus dans le bas-ventre.

Voyez combien, dans les saisons chaudes et dans les climats méridionaux, les inflammations cutanées sont plus fréquentes que dans les saisons froides et dans les pays du nord, où dominent, au contraire, les inflammations du poumon et des intestins, les différentes affections catarrhales et rhumatismales. La petite-vérole nous a été apportée de l'Arabie. Les lèpres, les pians sont le triste partage des peuples de l'Asie et de l'Afrique. Les auteurs de l'article *Leucorrhée*, du *Dictionnaire des Sciences médicales*, citent une observation où nous semble bien marquée l'influence des saisons sur le développement de tel ou tel genre d'inflammation. « Une femme de trente ans est affectée depuis longues années de flueurs-blanches » qui coulent abondamment pendant l'hiver, et disparaissent au printemps, pour faire place à » une éruption dartreuse qui recouvre tout le » corps. »

Les terminaisons diverses de l'inflammation sont connues de tout le monde; nous ne parlerons que de quelques-unes d'entre elles.

Lorsqu'une partie quelconque a été le siége d'une inflammation intense, elle peut être modifiée dans sa texture intime et dans ses propriétés vitales, de manière à devenir un véritable organe sécréteur, qui, séparant de la masse du sang plusieurs de ses élémens, les réunit ensuite en certaines proportions, pour donner naissance à un nouveau liquide, connu sous le nom de pus. C'est seulement à une époque où les lois qui président aux fonctions de l'économie vivante, étaient moins connues qu'aujourd'hui, qu'il était permis de regarder le pus comme provenant des débris des solides des parties enflammées, et d'établir qu'après sa production, il avait la puissance de continuer à opérer la dissolution des parties, aux dépens desquelles il était formé. Dans l'état actuel de la science, il n'est pas donné au physiologiste de savoir d'une manière précise quelle espèce de modification a dû subir un tissu, pour devenir apte à sécréter du pus; il sait seulement que, dans la plupart des cas, l'afflux d'une plus grande quantité de sang dans une partie, y précède la formation du pus. Cependant d'autres conditions sont nécessaires pour qu'il se produise, puisque, d'une part, un organe peut recevoir beaucoup plus de sang que dans l'état ordinaire, sans que la suppuration s'y établisse; et que, d'autre part, certains abcès, vulgairement appelés *abcès froids*, peuvent se former sans avoir été précédés des symptômes ordinaires de l'inflammation.

De même que chaque tissu a son mode propre d'inflammation, de même l'inflammation, dans chacun d'eux, donne naissance à un pus particulier. Dans un même tissu, le pus se présente, en outre, avec des caractères bien différens, et selon l'état du tissu même qui le fournit, et selon l'état de toute l'économie. Il en est du pus à cet égard, comme de tous les liquides sécrétés.

Le pus se présente sous deux aspects différens, dans les différens tissus où il est déposé. Tantôt il s'y rassemble en foyer; c'est ce qu'on observe dans le tissu cellulaire, qui se prête surtout à cet arrangement du pus, là où il est le plus lâche et le plus extensible: aussi les foyers purulens sont-ils très-rares dans le tissu cellulaire sous-muqueux, qui est éminemment dense et serré; nous en possédons cependant quelques observations. Dans d'autres parties, le pus reste infiltré au milieu de leur tissu: tels sont la plupart des organes parenchymateux. L'inflammation du poumon, par exemple, se termine fréquemment par suppuration; mais il est infiniment rare que des abcès se forment dans le poumon à la suite d'une pneumonie. La vomique a une autre origine, ainsi que nous l'avons établi dans nos recherches sur l'expectoration. La présence d'un corps étranger dans le poumon est une circonstance qui peut y faire naître de véritables abcès. Les auteurs en citent plusieurs observations authentiques. Nous en avons vu nous-mêmes un exemple remarquable dans un cheval dont le poumon était rempli de plusieurs grains de plomb, provenant de la décharge d'un fusil. Chaque grain était plongé au milieu d'un petit foyer purulent, autour duquel le tissu du poumon était parfaitement sain.

Nous ne voulons pas révoquer en doute la présence des abcès dans le foie, suite de l'inflammation de ce viscère, mais du moins sont-ils infiniment rares. Si on lit avec attention la plupart des observations où il est question de ces abcès, on se convaincra que, dans la plupart des cas, on a décrit comme tels des tissus accidentels développés dans le foie, et passés à l'état de ramollissement. C'est ainsi, par exemple, que la couleur lie de vin, que l'on regarde comme appartenant au pus provenant du foie, est la couleur la plus ordinaire du tissu encéphaloïde ramolli.

Très-rarement aussi le pus se rassemble en foyer dans le parenchyme même du rein ; et lorsqu'on trouve des poches purulentes dans cet organe, c'est le plus ordinairement dans les calices ou dans le bassinet que le pus est contenu en quantité quelquefois énorme.

Ce n'est jamais non plus dans le tissu même des glandes salivaires qu'on rencontre du pus, mais bien dans le tissu cellulaire qui sépare les granulations, dont l'ensemble constitue la glande. Lorsque les régions parotidiennes s'enflamment, se tuméfient et suppurent, ce n'est pas même, le plus ordinairement, dans le tissu cellulaire interposé entre les granulations de la glande, que le pus se dépose; c'est seulement dans le tissu cellulaire environnant, que s'établit la suppuration; la glande elle-même reste intacte.

Le pus, dans certains tissus, a une singulière tendance à prendre une forme concrète et régulière, à s'organiser enfin. De là, les fausses membranes, les membranes séreuses et synoviales, sont le siége le plus ordinaire de leur développement; les muqueuses peuvent aussi en être tapissées dans tous les âges. Le croup, par exemple, a été observé chez les adultes par M. Portal. Nisten a également cité l'observation d'un homme chez lequel le croup avait été produit par l'inspiration prolongée de l'ammoniaque : mais c'est surtout pendant l'enfance qu'est fréquente l'inflammation couenneuse de ces membranes. Nous nous rappelons avoir ouvert le cadavre d'une jeune fille de douze ans, dont l'intérieur du larynx, de la trachée et des bronches, jusque dans leurs dernières ramifications, ainsi que les amygdales, le voile du palais, le pharynx, l'œsophage, et une grande partie de l'estomac, étaient tapissés par des concrétions membraniformes.

L'on a observé que le pus amassé dans une partie tend toujours à se porter vers la superficie du corps. Ainsi, le pus d'un abcès formé aux environs de l'anus ne se porte pas vers l'intestin qui est immédiatement en contact avec les parties enflammées, mais vers la peau des fesses. L'on voit de même les abcès des sinus frontaux et maxillaires s'ouvrir presque toujours à l'extérieur, et très-rarement à l'intérieur des fosses nasales. Nous pourrions citer un grand nombre de faits de ce genre. Peut-on les faire dépendre tous d'une loi purement physique, en vertu de laquelle le pus, comme tous les liquides, doit tendre à se porter là où la résistance est moindre?

Une suppuration abondante, long-temps continuée, a sur toute l'économie une influence funeste qui s'explique naturellement par la dépense de forces qu'entraîne nécessairement, chaque jour, la sécrétion d'une grande quantité de pus. N'est-ce pas ainsi que tout le corps est jeté dans l'épuisement par un ptyalisme excessif, ou une abondante hémorragie?

La délitescence est une autre espèce de terminaison de l'inflammation, qu'on doit redouter, toutes les fois que l'inflammation, située sur un organe peu important, n'est pas produite par une cause tout-à-fait externe, comme par la violence d'un corps étranger. Il est à craindre, dans ce cas, que la cause inconnue qui a fait naître l'inflammation, ne la reproduise sur un autre organe. C'est une semblable disposition dans l'économie qui donne naissance à l'érysipèle ambulant. C'est elle qui guérit spontanément une inflammation, en la remplaçant tout à coup par une autre. Ainsi, Huxham a vu une toux épidémique qui disparaissait quand la diarrhée survenait. Stoll a vu des malades qui cessaient de ressentir un point pleurétique très-intense, à l'instant où un flux de ventre abondant s'établissait spontanément. Hippocrate a parlé des bons effets du vomissement pour arrêter subitement une dyssenterie cruelle. Tous les praticiens savent combien est dangereuse la disparition de la rougeole, avant qu'elle n'ait parcouru ses périodes ordinaires. Une inflammation lente du poumon, une gastrite aiguë ou chronique, des ulcérations intestinales, l'hydrocéphale aiguë, en sont le triste et fréquent résultat.

FIN.

www.ingramcontent.com/pod-product-compliance
Ingram Content Group UK Ltd.
Pitfield, Milton Keynes, MK11 3LW, UK
UKHW020226200726
13856UKWH00004B/1628